CONTRIBUTION A L'ÉTUDE

DE LA

SCLÉROSE PULMONAIRE

DANS

CERTAINES LÉSIONS CARDIAQUES

PAR

Le Dr Louis LEBRUN

Ancien externe des hôpitaux.
Médaille de bronze de l'Assistance publique.

PARIS

A PARENT, IMPRIMEUR DE LA FACULTÉ DE MÉDECINE

A. DAVY, successeur

31, RUE MONSIEUR-LE-PRINCE, 31

1882

CONTRIBUTION A L'ÉTUDE

DE LA

SCLÉROSE PULMONAIRE

DANS

CERTAINES LÉSIONS CARDIAQUES

PAR

Le Dr Louis LEBRUN

Ancien externe des hôpitaux.
Médaille de bronze de l'Assistance publique.

PARIS

A. PARENT, IMPRIMEUR DE LA FACULTÉ DE MÉDECINE

A. DAVY, successeur

31, RUE MONSIEUR-LE-PRINCE, 31

1882

CONTRIBUTION A L'ÉTUDE

DE LA

SCLÉROSE PULMONAIRE

DANS CERTAINES LÉSIONS CARDIAQUES a

INTRODUCTION

Nous avons eu l'occasion d'observer dans le mois d'août, à l'Hôtel-Dieu, dans le service de M. le professeur G. Sée, remplacé alors par M. le Dr Raymond une malade qui était entrée la veille pour une lésion cardiaque.

La malade respirait péniblement ; les pommettes étaient violacées, les paupières œdémateuses, le cou paraissait tuméfié, les lévres étaient bleuâtres ; tout le système veineux était dilaté, les pieds, les mains étaient froids et cyanosés. Les membres abdominaux étaient très notablement œdématiés.

Le pouls était petit, misérable, irrégulier ; on observait quelques intermittences.

Le choc précordial était diminué, et la matité cardiaque augmentée dans le sens transversal.

Dans les urines ne se trouvait pas d'albumine.

La malade présentait le tableau clinique que Beau (en 1856) a décrit sous le nom d'asystolie.

Du côté de la cavité thoracique, on observait des symptômes dont l'interprétation était plus difficile.

Du coté gauche, matité dans les fosses sus et sous-épineuses, sonorité normale à la partie moyenne ; matité en bas et en arrière. En avant, et du même coté matité au sommet, et matité plus marquée dans la fosse sous-claviculaire.

Au niveau de ces parties mates, l'auscultation fait entendre, surtout en arrière, un souffle tubaire assez fort, prolongé surtout à l'inspiration.

Dans le reste de la poitrine, on trouve des râles ronflants, et des râles sous-crépitants.

Du coté droit, toute la partie supérieure, en avant et en arrière, résonne normalement ; à la base on trouve un peu de submatité.

Notre malade présente donc deux lésions. Une lésion cardiaque, et une lésion pulmonaire.

Quelle était cette lésion pulmonaire ? Sous quelle influence s'était-elle développée ? Comment avait-elle évoluée (la malade n'en avait pas conscience) ? Y avait-il une relation entre la lésion cardiaque et la lésion pulmonaire ? Telles sont les questions que l'on devait se poser, et c'est pour les résoudre, ou tout au moins essayer de les éclaircir que nous avons fait ce travail.

Nous dirons de suite que le diagnostic porté par M. le Dr Raymond fut *Pneumonie chronique*.

DEFINITION

Sous le nom de pneumonie chronique, nous devons entendre l'inflammation chronique du parenchyme pulmonaire, inflammation chronique qui, nous le verrons à l'étude de l'anatomie pathologique, aboutit à un état particulier d'endurcissement plus ou moins accentué du poumon, par suite de la néoformation de tissu conjonctif dans le parenchyme pulmonaire. Cette altération est désignée sous le nom de sclérose pulmonaire.

Ainsi donc, pour nous, la pneumonie chronique dont nous allons nous occuper, n'est autre chose que la sclérose pulmonaire.

Bien des causes peuvent amener dans le poumon un état irritatif particulier aboutissant à la pneumonie chronique ; nous signalerons les plus importantes pour les laisser immédiatemen de côté, car le but de notre travail est de rechercher s'il y a un rapport entre certaine lésion cardiaque et la pneumonie chronique.

Nous ne ferons donc, que mentionner ces pneumonies chroniques qui surviennent chez certains phthisiques, pneumonies qui se développent autour des tubercules disséminés dans l'étendue du poumon. Nous signalerons également celles qui reconnaissent comme point de départ les kystes hydatiques, des foyers purulents, des anévrysmes, des gommes, en un mot des tumeurs de toute nature qui peuvent se rencontrer dans le parenchyme pulmonaire. Les corps étrangers, quels qu'ils soient, donnent également lieu souvent, mais pas toujours (Velpeau, Manec, Bulletins de la société anatomique 1829), à de la pneumonie chronique. Si ces corps étrangers sont introduits dans le poumon, journellement, par suite de la profession de l'individu, ils amènent ces variétés de pneumonies, décrits sous le nom de pneumono-konioses.

Enfin la pneumonie chronique peut survenir à la suite de pleurésies, c'est le pneumonie-chronique pleurogène, sur laquelle M. le professeur Brouardel, a attiré l'attention. (Bulletin de la société des hopitaux 1873).

HISTORIQUE

Depuis la découverte de Laennec, l'étude des lésions du poumon et du cœur a fait de grands progrès, et grâce aux nombreux travaux qui ont été
publiés jusque dans ces derniers temps, la connais-
sance des affections cardiaques et pulmonaires est
presque complète.

Pendant longtemps, les cliniciens ne recherchè-
rent que la lésion propre à l'organe, et ne s'inquié-
èrent pas de savoir si cette lésion pouvait retentir sur
un autre appareil.

Bamberger attira un des premiers l'attention sur une
lésion du rein qui paraissait être la conséquence
d'une affection cardiaque. Battue en brèche par
Traube, la théorie de Bamberger, admise aujour-
d'hui, a été, pour ainsi dire, le point de départ des recherches ultérieures non seulement sur le rein, mais
sur les autres organes. Ces recherches, grâce aux
progrès de l'histologie normale et pathologique, ne
tardèrent pas à être complètes. Des lésions rénales,
les auteurs passèrent à l'étude des lésions des autres
organes, et aujourd'hui les conséquences des affections cardiaques sur chaque viscère sont bien con-
nues.

Les auteurs sont d'accord pour admettre qu'il y a
dans le rein, dans le foie, etc..., certaines altéra-

tions qui paraissent devoir être rapportées à une lésion cardiaque primitive ; mais pour le poumon, l'accord n'est pas parfait

Qu'il y ait une pneumonie chronique, la chose est possible, mais que cette lésion chronique, soit sous la dépendance de la légion cardiaque, le fait est pour beaucoup d'entre eux plus que problématique.

Cependant, il y a déjà longtemps, que des auteurs, sous l'autorité desquels on peut s'abriter, avaient admis l'existence de la pneumonie chronique. Quelques uns d'entre eux professaient qu'une lésion cardiaque peut retentir sur le poumon, et y amener des lésions chroniques.

Bazin, dans sa thèse de doctorat (Paris 1834), admet que la congestion mécanique peut amener l'hépatisation.

Gendrin, dans ses leçons, professe : « Ces pneumonies secondaires, sont des accidents très fréquents des maladies du cœur ; elles sont l'effet immédiat des congestions sanguines pulmonaires que produisent ces maladies ; elles sont toujours des accidents très graves ; elles le sont d'autant plus, que les conditions morbides que la maladie du cœur a fait naître dans tout l'appareil vasculaire, et dans tout l'organisme excercent une grande influence sur la marche des phlegmasies dans ces cas. C'est à ces pneumonies intercurrentes..... qu'il faut attribuer les indurations chroniques sans inflammation que l'on trouve dans les poumons.

(Leçons sur les maladies du cœur, 1841. T. 1, p. 241).

Avant Gendrin, Chomel dans le dictionnaire en 21 volumes avait décrit la pneumonie chronique, et il ajoutait qu'il ne l'avait rencontrée que deux fois, et dans ces deux cas, les lésions n'occupaient qu'un quart ou un cinquième du parenchyme pulmonaire.

Bricheteau, dans son traité des maladies chroniques de l'appareil respiratoire (Paris 1851) mentionne également le pneumonie chronique « sur cinq ouvertures dont nous avons conservé le souvenir une seule nous offrit l'induration chronique du parenchyme pulmonaire, parfaitement isolée et exempte de complication, Bricheteau. Loc, cit. »

Aujourd'hui presque tous les auteurs décrivent la pneumonie chronique, le seul point en litige est de savoir, si une lésion cardiaque peut y donner lieu.

ETIOLOGIE.

Tous les auteurs qui se sont occupés de la pneumonie chronique, sont unanimes à reconnaître que toutes les maladies cachectisantes, peuvent y don-

ner lieu. C'est ainsi que l'on place en première ligne l'intoxication palustre, l'alcoolisme et la vieil-
lesse.

Certains auteurs ajoutent bien, il est vrai, que la
pneumonie chronique peut survenir à la suite de lésions organiques du cœur, mais ils n'affirment pas
le fait. Du reste, M. le docteur Balzer, admet également ce fait comme une hypothèse. En effet dans son
article *Pneumonie Chronique* du Dictionnaire de médecine et de chirurgie pratiques, il dit en parlant de
l'étiologie de cette affection : « Les maladies du
cœur ont été également incriminées, mais sans preu-
ves suffisantes. »

Sans oser donner une affirmation trop énergique,
nous croyons nous, que dans certains cas une lésion cardiaque peut amener de la pneumonie chronique. Les auteurs admettent qu'elle peut survenir
à la suite des maladies cachectisantes ; or est-ce qu'une
lésion cardiaque, arrivée pour ainsi dire au terme
de son évolution, n'est pas au premier chef une maladie cachectisante ?

Avant de mettre le malade dans cet état particulier, que l'on décrit sous le nom d'asystolie, l'affection cardiaque a retenti sur tous les organes.

Nous savons en effet, qu'elle amène des désor-
dres dans le foie, dans le rein, dans l'encéphale,
dans le poumon et dans le cœur lui-même. Ces dé-
sordres sont d'autant plus appréciables que la lésion
est plus avancée, et qu'elle dure depuis plus longtemps.

Au début, en effet, il se produit dans le cœur, certaines modifications anatomiques, qui sont en rapport avec les troubles physiologiques.

Que se passe-t-il, par exemple, dans le cas d'un rétrécissement mitral?

La contraction de l'oreillette pour chasser dans le ventricule, le sang qu'elle contient devra être proportionné à l'obstacle qui se présente. Au bout d'un certain temps cet excès de travail amènera l'hypertrophie de l'oreillette.

Cette hypertrophie, pendant quelque temps, sera suffisante pour triompher de l'obstacle; elle retardera et masquera plus ou moins les signes de l'affection cardiaque. C'est à cette hypertrophie auriculaire que Beau a donné le nom d'hypertrophie compensatrice.

Est-ce à une insuffisance mitrale que nous avons affaire?

A chaque contraction ventriculaire, une certaine quantité de sang, passera dans l'oreillette, et, pour conserver cette quantité de sang qui lui arrive en trop, l'oreillette se dilatera. Cette dilatation deviendra permanente, les auteurs lui ont donné le nom de lésion compensatrice.

Le cœur droit ressentira aussi l'effet des lésions du cœur gauche. Ainsi, avec une insuffisance considérable, il se produit dans le poumon un nouvel obstacle; pour en triompher le ventricule droit se contractera avec plus de force, et nous aurons, au bout d'un temps plus ou moins long, une hypertrophie du ventricule droit. Ce sera une lésion compensatrice de l'insuffisance mitrale.

Le rétrécissement peut, lui aussi, jouer le rôle d'agent compensateur de l'insuffisance. En effet, en modérant le reflux dans les veines pulmonaires, il peut s'opposer à certaines conséquences de l'insuffisance mitrale. D'où, au point de vue pronostic : l'insuffisance avec rétrécissement est moins grave que l'insuffisance seule.

Ces lésions si justement appelées compensatrices, ne peuvent remplir leur rôle pendant très longtemps, Le cœur, à force de lutter, s'épuisera et nous aurons alors le tableau si pénible de l'asystolie.

Mais, avant d'arriver à cette dernière étape de la maladie, voyons quels troubles la lésion cardiaque a produits dans l'état général.

Le fait de certaines lésions cardiaques est d'amener, au bout d'un temps plus ou moins long, de la stase sanguine, et cette stase donnera elle-même de la congestion.

Dans le rein, on observera de la congestion veineuse, qui se traduira par la rareté et l'excessive densité des urines, plus tard par l'albuminurie et un certain nombre d'autres troubles sur lesquels nous ne pouvons insister.

Du côté de l'encéphale, les troubles fonctionnels qui résultent des affections cardiaques sont surtout observés dans les affections aortiques, et ont pour cause l'anémie cérébrale qui en résulte. Ce sont des vertiges, des céphalalgies plus fréquentes que vives, et parfois un véritable délire. La stase veineuse des affections mitrales retentit rarement sur le système cérébral en raison du gros volume, du nombre et de la facile dilatation des gros vaisseaux du cou, et en raison de l'équilibre établi dans le système nerveux cérébro-spinal par le liquide céphalo-rachidien, ainsi que l'ont démontré Magen lie, et plus tard M. le professeur Richet, dans son Anatomie chirurgicale.

C'est dans ces dernières années seulement que l'on a remarqué que les fonctions du foie étaient également entravées par les maladies organiques du cœur. La congestion veineuse ne tarde pas à amener de l'ictère, puis une hypertrophie de l'organe, hypertrophie transitoire d'abord, disparaissant pour revenir souvent d'une façon durable, et enfin amenant définitivement les graves altérations anatomiques qui constituent le cirrhose cardiaque.

Du côté des poumons, des modifications se produisent sous l'influence des troubles dans la circulation.

Par leur situation et par leurs fonctions les poumons doivent les premiers subir le contrecoup de la lésion cardiaque.

Comme dans les autres organes que nous venons d'examiner, les phénomènes que l'on observe sont dus à la congestion, et cette congestion produit dans le porenchyme pulmonaire des changements appréciables.

M. le Dr Bucquoy, dans ses leçons cliniques sur les maladies du cœur, a signalé ce fait : « soit que l'orifice rétréci ne permette pas à l'oreillette, et, par contre, aux veines pulmonaires qui communiquent directement avec elle, de se vider complètement pendant la durée de la diastole ; soit que, pendant la systole ventriculaire en raison de l'insuffisance valvulaie, une grande partie du sang reflue de leur côté ; soit enfin que ces deux circonstances se rencontrent en même temps, la tension augmente singulièrement dans l'oreillette d'abord, s'étend ensuite de proche en proche dans le syslème des veines pulmonaires, et de là gagne facilement les capillaires du poumon lui-même..... Un peu plus tard, surviennent des congestions pulmonaires véritables qui prennent un caractère plus ou moins permanent..... »

Nous avons retracé rapidement, et sans y insister, les lésions secondaires qui se manifestent dans un dertain nombre d'organes et qui reconnaissent comme point de départ l'affection cardiaque.

Aujourd'hui on admet qu'il y a un rein cardiaque, qu'il y a un foie cardiaque, ne pouvons-nous pas admettre qu'il survient dans le poumon une lésion, que l'on pourrait comparer à celle qui se produit dans le rein et dans le foie sous l'influence des troubles survenus dans la circulation générale, par le fait même de la maladie du cœur ?

D'ailleurs l'affection cardiaque de longue durée, et surtout la lésion mitrale, est une maladie cachectisante qui, peu à peu, diminue la résistance physiologique des divers organes, et arrive à les détruire complètement. Que dans ces conditions de

vitalité inférieure, et dans un poumon déjà congestionné, il survienne une pneumonie ou une broncho-pneumonie, elle pourra évoluer sous le type
chronique, comme on l'observe chez le paludéen,
chez l'albuminurique, en un mot chez tout individu
cachectique.

N'est-ce pas dans cette hypothèse qu'il faut cher-
cher la raison d'être de certaines pneumonies chroniques observées chez des cardiaques mitraux ?

ANATOMIE PATHOLOGIQUE

Nous allons étudier les modifications qui se produisent dans le parenchyme pulmonaire à la suite
de la sclérose pulmonaire.

Nous examinerons successivement les caractères
macroscopiques de la lésion, et ensuite les mêmes
lésions au point de vue histologique.

On remarque d'abord que le volume, dans la
portion qui a été le siège de l'inflammation a diminué, le poumon est ratatiné, revenu sur lui-même.
La quantité d'air contenu est nulle ou presque nulle,
aussi comprend-on facilement que le poids ait
sensiblement augmenté. Si on vient à projeter un
morceau de cette portion du poumon, dans un vase

contenant de l'eau, on le voit se précipiter au fond du récipient.

La couleur elle aussi est modifiée. Généralement, à l'état normal, elle est d'un blanc grisâtre; ici, au contraire, elle devient brune plus ou moins foncée.

La consistance de cette partie du poumon est augmentée. Si on vient à le presser avec la main, la portion soumise à cette compression perd fort peu de son volume, et on éprouve une assez grande difficulté à y faire pénétrer le doigt. Quant à l'élasticité elle a disparu totalement.

Si avec un scapel on fait des coupes de cette portian indurée, le scapel crie sous le doigt, et la sensation que l'on éprouve est en tous points comparable à celle que donne la section des tumeurs fibreuses. Le parenchyme pulmonaire paraît presque entièrement formé par du tissu conjonctif.

Nous empruntons à l'article de M. le Dr Balzer, dans le Dictionnaire de Médecine et de Chirurgie pratiques, l'étude histologique de la sclérose.

Avec cet auteur, nous définirons la sclérose : une induration des tissus par hyperplasie de la trame conjonctive, lésions déterminées par l'inflammation chronique interstitielle primitive ou consécutive.

Le siége, le terrain d'évolution de la sclérose est la trame conjonctive normale des tissus. L'histoire anatomo-pathologique de la sclérose se confond avec celle de l'inflammation chronique. Le processus peut être la continuation d'une inflammation aiguë, mais, plus fréquemment cette phase aiguë manque et la sclérose fibreuse s'établit d'une manière insidieuse.

Le microscope démontre l'existence de deux périodes dans la sclérose.

La première est constituée par des cellules embryonnaires, rondes ou un peu allongées, disposées en groupe ou en séries périvasculaires.

La seconde est caractérisée par des fibrilles de tissu conjonctif organisées, elles forment des faisceaux plus ou moins volumineux; des cellules plates, allongées se voient dans leurs interstices, le tissu prend l'aspect du tissu fibreux ordinaire.

La sclérose peut affecter deux formes, la forme atrophique et la forme hypertrophique.

La sclérose atrophique tient à des troubles de nutrition résultant de lésions vasculaires ou nerveuses. La sclérose devient hypertrophique lorsque rien n'entrave la circulation et la nutrition du tissu sclérosé.

Le plus souvent la sclérose est le résultat de phlegmasies d'emblées subaiguës ou chroniques.

Après les inflammations, il faut attribuer un rôle important aux congestions simples répétées, à la stase sanguine survenant dans certaines maladies, telles que les affections du cœur et du poumon.

Dans les différents organes le tissu conjonctivovasculaire d'une part, le tissu propre d'autre part peuvent être le point de départ de scléroses ; d'où deux grandes variétés : 1° scléroses succédant aux

inflammations primitivement interstitielles ; 2° scléroses succédant aux lésions des parenchymes.

Dans les scléroses succédant aux inflammations
diffuses aiguës ou chroniques, dans le poumon, le
foie, le rein, par exemple, le processus est à peu
près identique, c'est le processus de la néoformation
inflammatoire aux dépens des éléments du tissu
conjonctif, commençant par l'apparition dans les
interstices des tissus d'éléments embryonnaires qui
s'organisent peu à peu et passent à l'état de tissu
conjonctif adulte.

Dans certains organes, tels que le poumon, le
rein, où les vaisseaux sont distribués de manière à
former un territoire spécial, il peut se produire une
sclérose localisée à une seule portion de l'organe,
les autres territoires restant intacts.

Dans le poumon, on peut voir certaines scléroses
se développer avec une prédominance marquée dans
le domaine de l'artère bronchique ou dans celui de
l'artère pulmonaire. La sclérose péribronchique appa-
rait consécutivement aux bronchites chroniques, aux
broncho-pneumonies simples ou tuberculeuses qui
se développent dans le domaine des vaisseaux bronchites. Après la pneumonie franche qui affecte plus
particulièrement le système vasculaire des alvéoles,
les bronches sont respectées par la sclérose qui va
envahir primitivement les parois alvéolaires du
lobule pulmonaire.

Dans d'autres cas plus rares, la sclérose respec-
tant et les bronches et le parenchyme des lobules,

se localise dans les travées conjonctives qui séparent ceux-ci les uns des autres. Elle semble alors avoir pour point de départ le système des vaisseaux lymphatiques périlobulaires et périacineux.

Dans le cours des affections cardiaques on voit fréquemment survenir des scléroses viscérales, qui paraissent déterminées par la gêne permanente de la circulation. La stase sanguine joue évidemment un grand rôle, mais peut-être ne joue-t-elle pas le rôle principal. Il faut mettre en ligne de compte l'affection qui, en lésant le cœur, peut avoir lésé les vaisseaux. Le rhumatisme en ce cas est en première ligne, car comme l'a dit le professeur Bouillaud, il porte principalement sur le système vasculaire.

La seconde classe de scléroses, peut également s'observer dans le poumon. Et comme dans les autres organes, le fait capital de cette inflammation proliférative du tissu conjonctif consécutive à l'inflammation des épitheliums, c'est du moins au début, le retour du tissu conjonctif vers l'état embryonnaire. Les premières lésions que l'on constate dans le parenchyme du lobule, sont la desquamation des épithéliums, leur multiplication et leur accumulation dans les cavités alvéolaires. Plus tard, on voit les parois alvéolaires s'infiltrer de cellules embryonnaires et s'épaissir progressivement. Ce tissu embryonnaire devient bientôt fibreux, entraine la destruction des éléments spéciaux de la région, fibres musculaires, fibres élastiques, et en mêm temps on

voit un revêtement épithélial de type cylindrique se
substituer au revêtement des cellules plates de l'al-
véole.

SYMPTOMES ET DIAGNOSTIC.

Si de nos deux observations qui suivent nous
cherchons à faire le tableau symptomatologique de
l'affection, nous trouvons tout d'abord des symptômes de peu de valeur.

Comme nous l'avons vu, la marche de la lésion
est insidieuse. Les symptômes sont le plus souvent
peu accentués. Les malades en effet ne souffrent
pas, et rien chez eux ne leur fait soupçonner l'existence de la lésion.

Dans les affections aiguës, pleurésie ou pneumonie
par exemple, les malades entrent à l'hôpital, parce-
qu'ils ont de la fièvre, un point de côté, qu'ils souffrent, qu'ils ne peuvent travailler. Dans les lésions
chroniques le cas est tout différent.

Si la lésion était généralisée, occupait par exemple
la presque totalité du poumon, il se produirait des
troubles dans l'appareil cardio-pulmonaire. Le
malade serait essouflé, il aurait plus ou moins
d'œdème, etc., etc., mais le plus souvent la sclérose
est peu étendue ; les troubles physiologiques qu'elle

amène sont peu accentués, ou tout au moins ne le sont pas assez pour que les malades ne puissent vaquer à leurs travaux.

C'est donc à l'examen direct du poumon qu'il faut s'adresser pour trouver des signes d'une plus grande valeur, et qui permettront de porter le diagnostic.

Nous savons que, dans le cas de pneumonie franche, un ensemble de symptômes, frisson, vomissement, point de côté, fièvre, etc., etc., peuvent dans bien des cas mettre sur la voie du diagnostic.

Ces symptômes, ou sont très peu accusés ou manquent dans la pneumonie chronique survenant chez un malade atteint de lésion cardiaque. Aussi est-ce surtout par la percussion et par l'auscultation que l'affection pulmonaire sera dévoilée.

Les signes fournis par la percussion ne présenteront rien de particulier, matité, sub-matité plus ou moins étendues, aussi ne faisons-nous que les signaler.

L'auscultation fera quelquefois entendre des râles sous-crépitants fins ; mais ce qui frappera surtout l'oreille de l'observateur, c'est un souffle rude, du retentissement de la voix, une exagération des vibrations thoraciques, en un mot tous les signes de l'induration pulmonaire. Les râles sous-crépitants fins, et la submatité s'expliqueront facilement, par la congestion pulmonaire, qui, le plus souvent, accompagne la variété de pneumonie que nous décrivons.

L'induration pulmonaire présente plus de difficultés

au point de vue de son interprétation anatomo-pathologigue.

Sommes-nous en présence d'une phthisie commune, plus spécialemént localisée dans un point du poumon, et dans le cas des matades dont nous publions l'observation, au sommet ?

La chose nous paraît peu probable. Dans notre observation personnelle, la malade était âgée de 39 ans, elle avait toujours joui d'une bonne santé, et rien, dans ses antécédents, ne pouvait faire songer à la diathèse tuberculeuse. En outre, le plus souvent, la tuberculeuse se manifeste à droite et à gauche, et chez notre malade, les symptômes généraux et l'évolution de la maladie ne plaident guère en faveur de cette supposition.

Avons-nous affaire à un cancer primitif et unilatéral du poumon ?

C'est peu probable, car outre que cette affection est rare, elle n'offre pas les symptômes qui accompagnent toujours toute lésion cancéreuse. Nous trouverions des ganglions qui auraient ressenti le contre coup de l'infection ; chez notre malade il n'y en a pas trace. En outre, les affections cancéreuses du poumon s'accompagnent de douleurs violentes, souvent on trouve des crachats sanguinolents, or rien de semblable n'a existé. On a signalé également des phénomènes de compression, ils ont fait défaut.

Notre malade a eu des bronchites répétées, mais, dans l'espèce, nous ne trouvons aucun des symptômes de dilatation des bronches. Nous n'avons

pas, en effet, cette expectoration, tellement abondante, que l'on dirait une vomique ou un épanchement pleurétique s'ouvrant dans les bronches ; en
outre, lès crachats ne présentent pas cette fétidité
excessive que l'on observe souvent dans la dilatation des bronches. Cette fétidité s'explique par la
fermentation putride des crachats pendant leur séjour plus ou moins prolongé dans la cavité des
bronches.

En outre, la dilatation bronchique siège le plus
souvent à la base et dans une étendue plus considérable ; elle occupe, en général, la plupart des
ramifications d'un lobe pulmonaire, mais à des
degrés plus ou moins prononcés. Pour toutes ces
raisons, nous ne songeons donc pas à mettre sur le
compte de la dilatation des bronches cette induration
nette que l'on perçoit au sommet du poumon. Des
symptômes d'induration accompagnent, en effet,
parfois la dilatation des bronches, lorsqu'elle prédo-
mine d'un côté.

Est-ce donc à une pleurésie chronique partielle
que nous avons affaire ?

Cette pleurésie peut affecter deux formes : la
pleurésie sèche ou la pleurésie avec épanchement.
Or, quel que soit le mode de début, on trouvera,
au bout d'un certain temps, les signes propres à
chaque variété. Or, nous ne voyons rien de semblable. Du reste, l'exagération des vibrations thoraciques, la bronchophonie, et la nature de la toux

nous éloignent de l'idée d'une pleurésie chronique partielle.

Cette induration pulmonaire, qui existe si nettement, doit cependant avoir une cause. Nous ne voyons pour l'expliquer que la pneumonie chronique.

Cette métamorphose fibreuse d'une partie du lobe supérieur du poumon droit est-elle la conséquence d'une pneumonie lobaire ou d'une broncho-pneumonie ?

Le diagnostic est plus difficile.

Cependant, en nous appuyant sur les travaux de M. le professeur Charcot, nous dirons qu'il manque un des signes caractéristiques de la broncho-pneumonie chronique. M. Charcot a, en effet, signalé comme un des symptômes pathognomoniques de la broncho-pneumonie chronique, la dilatation des bronches. Chez notre malade, cette dilatation fait défaut; aussi croyons-nous pouvoir rejeter la broncho-pneumonie chronique.

Nous devons donc, pour expliquer les phénomènes observés, admettre que nous sommes en présence d'une pneumonie lobaire chronique.

PRONOSTIC

Le pronostic de cette affection pulmonaire ou plutôt de cette complication, rare il est vrai, de certaines affections cardiaques est de la plus haute gravité. La mort, à une échéance généralement courte, en est la conséquence.

Mais, même au début, elle entraîne les plus fâcheux résultats.

En effet, lorsque, chez un cardiaque ordinaire, l'on se trouve en présence des attaques d'asystolie, tumulte du cœur, œdème des membres, dyspnée consécutive à un peu d'œdème pulmonaire, rien n'est d'ordinaire aussi facile que de vaincre cett asystolie. Il suffit souvent d'administrer un peu de digitale sous n'importe qu'elle forme, un ou deux purgatifs, de faire garder le repos au malade, et tout rentre dans l'ordre. Il en est souvent encore de même chez les vieux cardiaques dont le nombre d'asystolies ne se compte plus ; la lutte contre leurs attaques demande à être menée plus vivement, les médicaments doivent être plus énergiques et administrés avec plus de persévérance ; mais, bien souvent encore, la victoire reste au médecin qui parvient à mettre son malade sur pied au moins pour quelque temps.

On remarque, au contraire, dans nos deux observations, que rien de semblable ne s'est présenté chez les malades qui, à côté de leur affection mi-

trale, présentent de la sclérose pulmonaire. Chez
toutes deux, la maladie du cœur était relativement
jeune, datant d'un an a peine. Très rapidement,
elles tombent en asystolie; une ou deux fois en peu
de temps, elles entrent à l'hopital, y restent peu de
jours et repartent incomplètement guéries. Au bout
d'un certain nombre de mois, elles reviennent, et
cette fois on constate la lésion chronique d'un poumon; on leur donne les purgatifs, la digitale, rien
ne peut les soulager, et elles meurent rapidement,
sans avoir été améliorées un seul jour et sans que
leur lésion pulmonaire se soit jamais modifiée. La
complication scléreuse est donc doublement grave :

1° parce qu'elle empêche d'emblée l'amélioration
et la guérison des asystolies cardiaques ;

2° parce qu'elle est inguérissable.

Nous n'avons pas la prétention de conclure d'une
manière absolue de deux observations, mais nous
pensons que l'évolution de cette complication se fait
dans un laps de temps relativement court.

De nos deux observations, il semble résulter
aussi qu'elle affectionne de préférence les sommets,
qu'elle est d'ordinaire unilatérale, et n'a pas une
grande tendance à s'étendre pour envahir une partie
considérable du poumon.

OBSERVATION I (PERSONNELLE).

Recueillie dans le service de M. le docteur Raymond, suppléant de M. le professeur G. Sée, à

l'Hôtel-Dieu. — Le 30 août 1881, C..., âgée de 39 ans, exerçant la profession de découpeuse, est entrée salle Sainte-Jeanne, n° 16.

Elle a une dyspnée intense. Respiration courte, précipitée, 52 mouvements respiratoires par minute.

La face présente une coloration jaunâtre générale. Pommettes violacées. Œdème des paupières. Le cou paraît tuméfié. Les lèvres ont un aspect bleuâtre bien accusé. Œdème considérable des membres abdominaux.

La malade se plaint de vertiges, d'éblouissements, de bourdonnements d'oreilles. Elle souffre assez violemment dans la région de l'hypochondre droit. La douleur est augmentée par la pression au niveau de la région du foie, elle se propage dans le dos, vers l'épaule droite.

Le pouls est petit, misérable, irrégulier, à peine perceptible.

Le choc précordial est diminué, parfois même il semble manquer tout à fait.

La matité cardiaque est augmentée dans le sens transversal.

Bruits du cœur très affaiblis. Dans tous les cas, il n'y a pas de bruit de souffle.

La malade a de l'orthopnée, elle crache beaucoup, les crachats sont muco-purulents, jaunâtres.

L'examen de la poitrine donne les résultats suivants :

Dans les fosses sous et sus-épineuses gauches

existe de la matité, presque absolue, sur une hauteur de quinze centimètres environ. A la partie moyenne, sonorité normale. A la partie inférieure, sur une étendue de trois travers de doigts environ, la matité reparaît.

En avant de la poitrine, au sommet, et toujours du côté gauche, il y a également de la matité, surtout dans la fosse sous-claviculaire. Sonorité normale dans les autres points.

Du côté droit de la poitrine, en avant et en arrière, rien de spécial. A la base et en arrière, on trouve un peu de submatité.

A l'auscultation, on trouve, au niveau des parties mates, à l'extrémité supérieure de la poitrine, principalement en arrière, un souffle tubaire assez fort, soufle qui se produit principalement à l'inspiration. Bronchophonie évidente ; sous l'influence de la toux, il ne se produit, en ces points aucuns rôles.

Dans le reste de l'étendue de la poitrine, on trouve de nombreux râles rouflants et sibilants, ainsi que des râles sous-crépitants. Ceux-ci sont surtout abondants aux bases et un peu plus marqués à droite qu'à gauche. Respiration soufflante, en avant, au sommet et à gauche de la poitrine ; râles semblables à ceux de la partie postérieure dans le reste de l'étendue des poumons, mais ces râles sont bien moins nombreux.

Le ventre est souple, un peu ballonné, douloureux au niveau de la région hépatique ; la langue est humide. L'appétit persiste, la malade digère bien, il y a une légère constipation.

Le foie a augmenté de volume, il déborde de deux travers de doigts au-dessous du rebord des fausses côtes; la rate est un peu plus grosse qu'à l'état normal.

Les urines sont peu abondantes, d'une couleur foncée; elles ne contiennent aucune trace d'albumine.

Depuis six mois, les règles sont suspendues.

Les antécédents héréditaires sont nuls. Au point de vue des antécédants pathologiques la malade qui répond d'une façon très claire, fait remarquer qu'elle a eu, à l'âge de 15 ans (elle en a 39 en ce moment) une violente attaque de rhumatisme articulaire aigu, généralisé a toutes les grandes articulations. Elle a été soignée pendant deux mois.

Depuis cette époque, elle a de temps en temps, surtout si elle se fatigue, de légères douleurs rhumatismales, et en même temps elle est prise de palpitation.

Mariée à 21 ans, elle n'a eu ni enfants, ni fausses-couches.

A 22 ans, léger ictère, qui dure 5 semaines. Dix ans après, nouvel ictère qui dure plus longtemps. A cette époque (32 ans) la malade commence à tousser, et ses jambent enflent. Elle a des bronchites répétées, qui persistent pendant longtemps.

Il y a quelques jours, le 12 août, elle a eu une

hémoptysie assez abondante ; T. m., 37,6 ; s., 38°.
P. 90.

Diagnostic. — Asystolie, pneumonie chronique.

Traitement. — Repos absolu au lit ; vin, rhum, café, lait ; 2 granules de digitaline de 1 milligramme, injections sous-cutanées d'éther. Ventouses sèches sur le thorax, sinapismes.

1er septembre. Même état ; T. m., 37,8 ; s., 38,2. P., 95.

Le 2. La malade n'a pas été à la selle, on lui donne un lavement purgatif. Elle semble respirer un peu plus facilement. L'auscultation ne donne aucune modification dans l'état constaté le 31. T. m., 37 ; s., 37,6. P., 98.

Le 3. Lavement purgatif ; T. m., 37,4 ; s., 38°, P., 90.

Le 4. La malade va mieux, la respiration se fait plus facilement. Même état à l'auscultation. Du côté du cœur, les bruits sont toujours faibles, mais pas de souffle ; T. m., 37,2 ; s., 37,8. P., 88.

Le 5. Le mieux ne s'accentue pas, la malade respire plus difficilement qu'hier. Constipation. Lavement purgatif ; T. m., 37,8 ; s., 38,4, P., 94.

Le 6. L'état s'aggrave, l'orthopnée reparaît, battements du cœur sourds, pouls petit, on le perçoit difficilement ; T. m., 36,4, s., 38°. P., 80.

Le 7. La malade respire avec la plus grande difficulté, l'état est plus grave qu'au moment de son entrée. Rien de spécial à l'auscultation cardiaque et pulmonaire. Le pouls est si faible, tellement irrégulier qu'on ne peut le compter. La température du matin est de 37° ; celle du soir (5 heures) n'a pas été prise.

La malade ne peut plus respirer, l'asphyxie est imminente. Ventouses sèches, injections d'éther ; sinapisme aux cuisses.

Elle meurt dans la nuit.

On trouve à l'autopsie, dans la cavité thoracique, un cœur énorme. L'oreillette gauche présente les dimensions du poing d'un adulte. Insuffisance mitrale. Ventricule gauche considérablement hypertrophié. Les deux lobes inférieurs des poumons, présentent une congestion œdèmateuse. Du côté de la muqueuse bronchique on trouve une inflammation chronique.

Sclérose fibreuse de toute la hauteur du lobe supérieur du poumon gauche. Pas de pleurésie chronique. Le tissu pulmonaire est dur, résistant. Il va au fond de l'eau. Il crie sous le scalpel. Les coupes sont brunes, sèches, planes et parcourues par des lignes épaisses, noirâtres. L'examen histologique montre les alvéoles pulmonaires considérablement épaissis par du tissu fibreux. Pas de dilatation des bronches, pas de tubercules.

Le foie est congestionné, scléreux. La rate est dure, rétractée; les reins sont normaux. Les autres organes, le cerveau compris ne présentent rien de particulier.

OBSERVATION II.

La nommée Marie M..., née à Nidde (Haute-Vienne), est entrée à la salle Sainte-Jeanne (n° 1) le 23 février 1878.

Cette femme, âgée de 40 ans, jouit d'une santé habituelle, assez bonne ; ses parents sont morts dans un âge assez avancé. Elle a un frère et une sœur qui se portent très bien. Elle-même ne se rappelle pas avoir fait de maladies jusqu'en 1876.

A cette époque, elle fut prise de rhumatisme articulaire aigu, qui porta surtout sur les articulations du cou-de-pied et les coudes ; ses douleurs, dit-elle, furent guéries rapidement, mais néanmoins elle fut alitée pendant plus d'un mois, on lui mit 3 vésicatoires coup sur coup à la région précordiale.

Elle sortit de l'hôpital, mais sans jamais recouvrer ses forces antérieures, chaque fois qu'elle montait des escaliers, elle était rapidement essoufflée, et parfois même elle avait des battements de cœur sans s'exposer à aucune fatigue. La menstruation qui, jusque-là avait été assez abondante et à peu près régulière, devient très irrégulière, douloureuse et peu intense.

Vers le mois d'août 1877, elle s'aperçut le soir que ses jambes s'enflaient légèrement et au bout de huit jours il lui fut impossible de remettre des chaussures. En même temps ses urines devinrent rouges et rares, sa respiration courte et difficile ; elle se décida à revenir à l'Hôtel-Dieu, où grâce au régime lacté, à deux purgations, à la digitale, et au repos elle se remit complètement et sortit après un séjour de 22 jours.

Elle se trouva dans un état à peu près satisfaisant jusque vers le 10 février où les mêmes symptômes d'essoufflement, d'œdème, de palpitations, reparurent et elle revint cette fois salle Sainte-Jeanne, n° 1, où elle entre le 23 février dans l'état suivant :

Elle est assise sur son lit, les capillaires des deux joues très dilatés, la face et les lèvres vultueuses.

La respiration pénible, et très anxieuse ; elle a jusqu'à 35 mouvements respiratoires à la minute.

La région précordiale ne présente aucune voussure appréciable à la vue ; à la percussion, la matité normale est augmentée de trois travers de doigt dans le sens transversal. Les bruits sont sourds, et tumultueux ; il est toutefois très facile de percevoir un bruit intense à la pointe et au premier temps ; il y a manifestement aussi des intermittences.

Le pouls est fréquent, petit, irrégulier, avec des faux-pas. T. du matin, 38,9.

La langue est blanche, l'appétit nul ; la malade a eu deux selles diarrhéiques dans les 24 heures. Elle déclare n'avoir uriné que quelques gouttes d'urine rouge foncée depuis hier soir ; elle n'a pas envie d'uriner pour le moment.

La poitrine est examinée avec soin et dénote à la percussion une matité nette, absolue dans la fosse sus-épineuse gauche ; et dans le creux sous-claviculaire du même côté, il existe aussi de la submatité aux deux bases et en arrière seulement, partout ailleures la sonorité est normale.

A la palpation, l'on sent les vibrations thoraciques manifestement exagérées.

En auscultant la malade, on entend quelques rales sous-crépitants en arrière et aux deux bases ; au sommet gauche un souffle tubaire d'une grande intensité, de la bronchophonie, pas de rales, même quand elle tousse.

Traitement. — Infusion de 30 centigr. de poudres de feuilles de digitale ; 30 grammes d'eau-de-vie allemande, lait, tisane de café vert. T. du soir, 39,2.

27 février. L'état du cœur s'est amélioré, on sent nettement les battements, on entend le souffle mitral en jet de vapeur, le pouls est moins petit et toujours irrégulier.

L'état de la poitrine n'a pas varié. — La température oscille toujours entre 38,5, le matin et 39,5 le soir.

Les urines ne dépassent pas 200 grammes dans les vingt-quatre heures ; elles sont rouges et renferment des traces d'albumine.

5 avril. Elle prend toujours de la digitale, sans grand succès. Les signes physiques sont les mêmes, mais la dyspnée et la toux augmentent.

6 février. La malade a pris 30 grammes d'eau-de-vie allemande ; elle a eu de nombreuses selles diarrhéiques, séreuses. Le soir, elle respire un peu mieux, T., 38,8, P., 100, irrégulier.

10 avril. La digitale supprimée depuis quatre jours a été reprise hier, l'état s'est empiré, la malade passe les nuits assise sur son lit, la dyspnée amène un insomnie complète : ce soir on lui mettra 30 ventouses.

Le 12. Pas de changement, on la soulage avec des ventouses sèches ; l'état du sommet gauche est toujours le même, les râles de la base sont fins et très nombreux.

Le 14. La malade s'asphyxie ; les ventouses ne la soulagent plus, on lui administre une potion de Todd qui ne la ranime pas et elle meurt, le 15 au matin, après une agonie très pénible de 12 heures.

A l'autopsie, faites 26 heures après la mort, on constate que le cœur est très hypertrophié ; mais l'augmentation de volume porte principalement sur le cœur gauche dont le volume est celui d'un poing : il existe de l'insuffisance mitrale.

Les poumons retirés séparément et sans difficulté se comportent différemment ; le droit simplement congestionné à la base, surnage, le gauche va au fond de l'eau ; tout le tiers supérieur est gris, il est dur et crie sous le couteau, il est manifestement ulcéreux.

Il en est de même du foie dont le lobe droit surtout paraît dur et fibreux ; mais les lésions ne sont pas très avancées.

Les autres organes sont sains sauf un peu de congestion des reins.

Le poumon a été examiné plusieurs semaines après l'autopsie, au microscope ; dans tout le sommet gauche, les parois des alvéoles étaient envahies par du tissu fibreux, et l'épithélium complètement détruit, les lésions diminuaient à mesure qu'on s'approchait de la base.

Il y avait un peu de cirrhose du foie, mais tout à fait au début.

CONCLUSIONS

De notre travail et en présence des deux observations ressortent, croyons-nous, les points suivants :

1° Chez un cardiaque mitral, il peut survenir dans le poumon, de la sclérose plus ou moins étendue;

2° Il est très important au point de vue du pronostic de faire le diagnostic de la lésion ;

3° La sclérose, dans ce cas, est une complication de la lésion cardiaque;

4° Quant à la question de pathogénie, à savoir, s'il y a une relation entre la lésion cardiaque et la lésion pulmonaire, nous penchons pour l'affirmative, mais nous ne formulons notre opinion que sous forme dubitative.

INDEX BIBLIOGRAPHIQUE.

LETENNEUR. — Thèse de Paris, 1811.

BAZIERRE. — Thèse de Paris, 1815.

CHAIX. — Thèse de Paris, 1819.

BAZIN. — Thèse de Paris, 1834.

CHOMEL. — Dict. en 21 vol., art. Pneumonie chronique.

CORRIGAN. — Cirrhose des poumons, Archives de médecine, t. II, Paris, 1838.

GENDRIN. — Leçons sur les maladies du cœur, 1841.

GRISOLLE. — Traité de la pneumonie, 1841.

RAYMOND. — Thèse de Paris, 1842.

CHLARTON. — Thèse de Paris, 1845.

BAYLE. — Recherches sur la phthisie pulmonaire, observ. 46.

BRICHETEAU. — Traité des maladies chroniques des organes respiratoires, Paris, 1851.

DURAND-FARDEL. — Maladies des vieillards, 1854.

MAURIAC. — Thèse de Paris, 1860.

VULPIAN. — Thèse d'agrégation, 1860.

CHARCOT. — Thèse d'agrégation, 1860.

BRIAN. — Gazette hebd., 1862, Recherches snr une forme particulière de pneumonie chronique.

HARDY ET BEHIER. — Traité de pathologie interne, 1864.

GOURAUD. — Thèse de Paris, 1865.

RIGAL. — Thèse de Paris, 1866.

DICTIONNAIRE JACCOUD. — Art. Pneumonie Sclérose (Balzer).

DICTIONNAIRE DECHAMBRE. — Art. Sclérose (A. Kelsch).

CAVASSE. — Thèse de Paris, 1868.

HÉRARD ET CORNIL. — Phthisie pulmonaire, Paris, 1867.

WOILLEZ. — Traité clinique des maladies des organes respiratoires, 1872.

CHARCOT. — Leçons professées à la Faculté de médecine, 1877-1878.

BROUARDEL. — Bulletin de la Société des hôpitaux, 1872.

BUCQUOY. — Leçons cliniques sur les maladies du cœur, 1873.

CORNIL ET RANVIER. — Traité d'histologie pathologique.

REGIMBEAU. — Thèse d'agrégation, Paris, 1882.

RAYMOND. — Progrès médical, n° 46 et suivants, 1882.

Paris. — A. PARENT, imp. de la Fac. de médec., rue M.-le-Prince, 31.
A. DAVY, successeur.

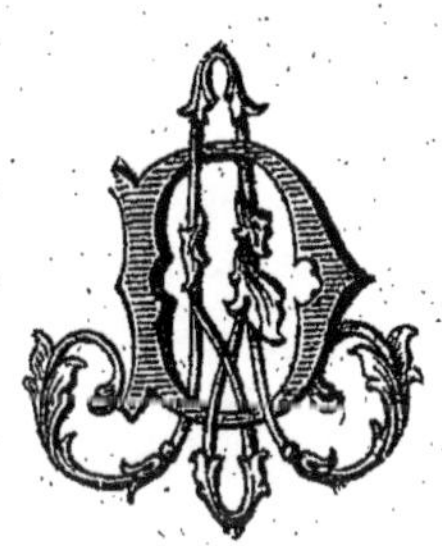

www.ingramcontent.com/pod-product-compliance
Ingram Content Group UK Ltd.
Pitfield, Milton Keynes, MK11 3LW, UK
UKHW021649090726
13657UKWH00004B/1855